U0210471

# 脾队长和胃太仓

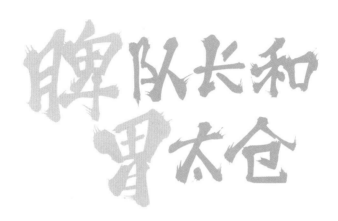

中国日报新媒体 ○ 联合监制

春芽 ○ 著

瓦西李　李筱甜 ○ 绘

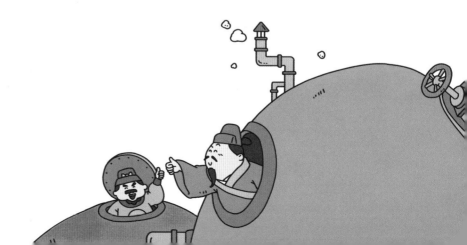

CTS Ｋ 湖南科学技术出版社 · 长沙

人体中有一支神奇的运输队，

它们会把营养、水分源源不断地运输到身体各处。

这支运输队的队长就是脾队长。

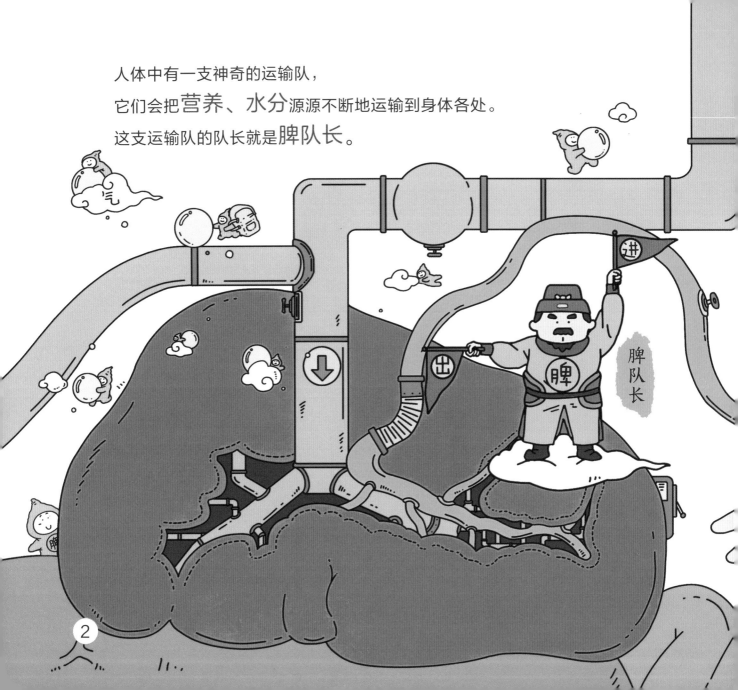

脾队长

脾队长是人体的**五脏之一**，
居住在脏腑王国的正中央。

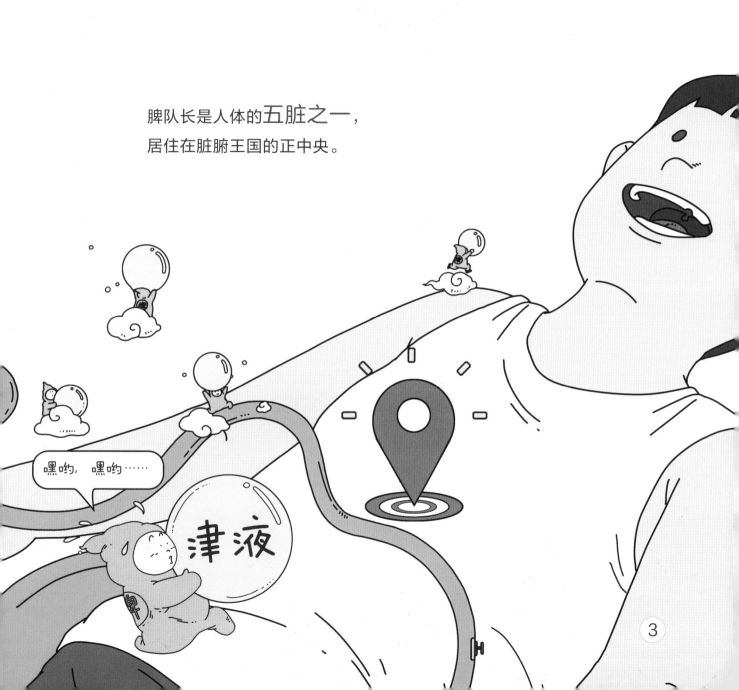

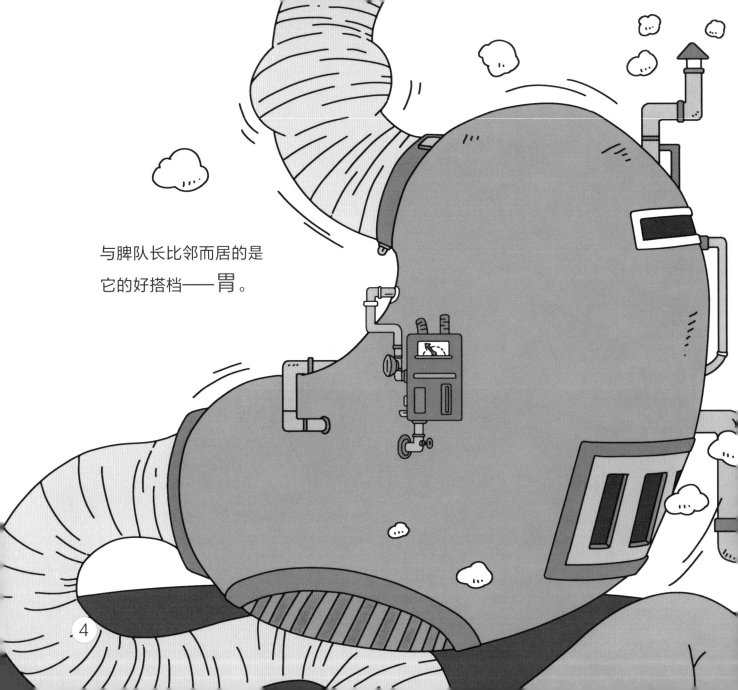

与脾队长比邻而居的是
它的好搭档——胃。

胃是人体的六腑之一，
它像一个**仓库管理员**，主要负责饮食的**储存**和**初步消化**，
我们把它喊作"**胃太仓**"。

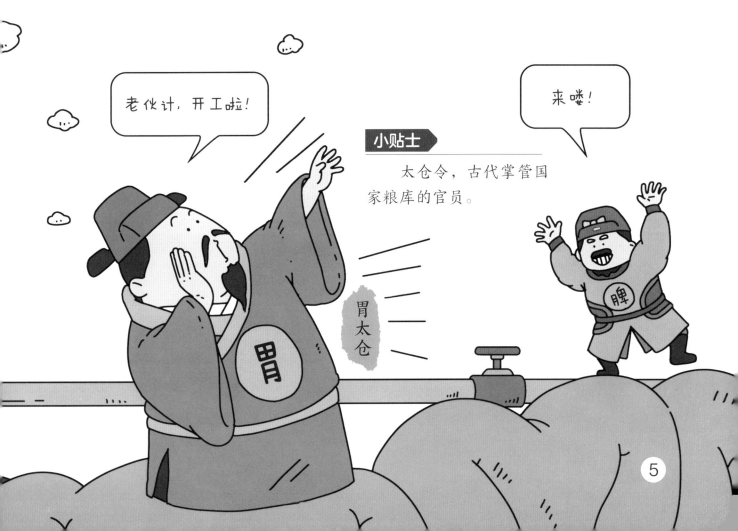

老伙计，开工啦！

来喽！

小贴士

太仓令，古代掌管国家粮库的官员。

胃太仓

5

脾队长和胃太仓分工明确、密切配合，
保障了人体中饮食的储存、消化、吸收工作有序进行。

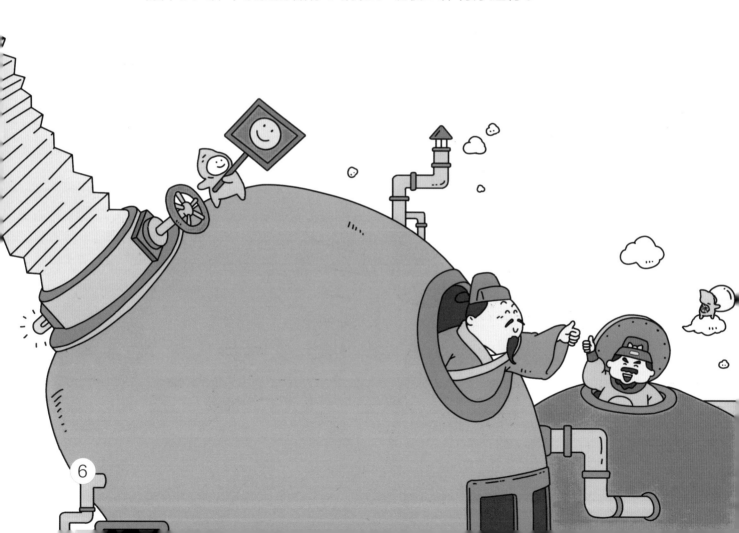

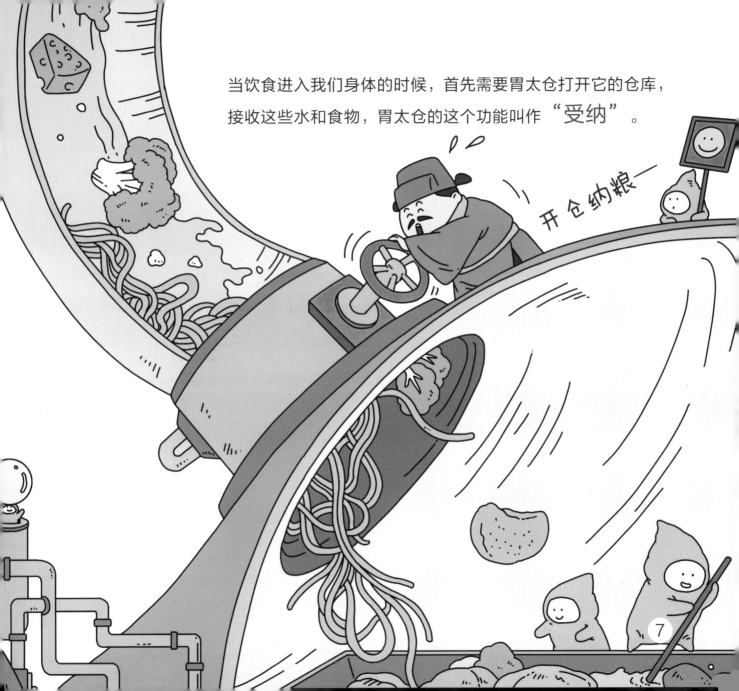

当饮食进入我们身体的时候，首先需要胃太仓打开它的仓库，接收这些水和食物，胃太仓的这个功能叫作"受纳"。

开仓纳粮——

如果胃太仓生病了，它可能会拒绝发挥"受纳"的功能，
这个时候，我们吃东西会难以下咽，甚至会把刚吃进去的食物呕出来。

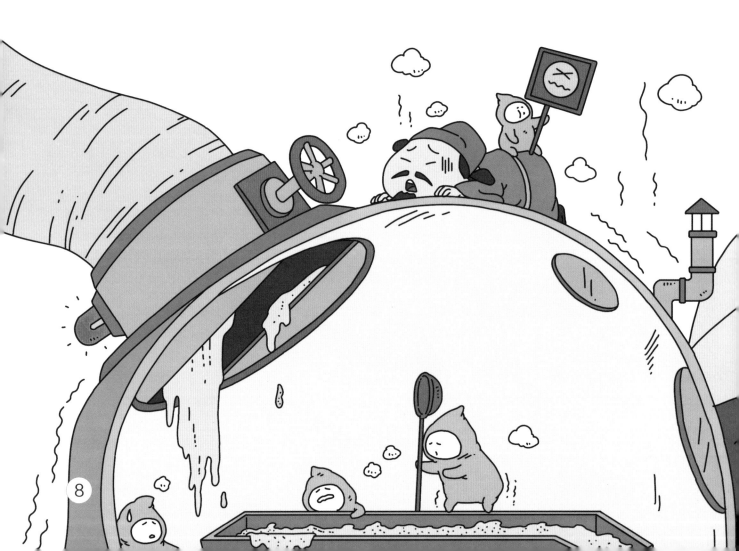

有的时候，胃太仓并没有生病，
但是我们的饮食把它的仓库装满了，
胃太仓就会关闭它的仓库，
并通过饱胀的感觉提醒我们不能再继续吃东西了。

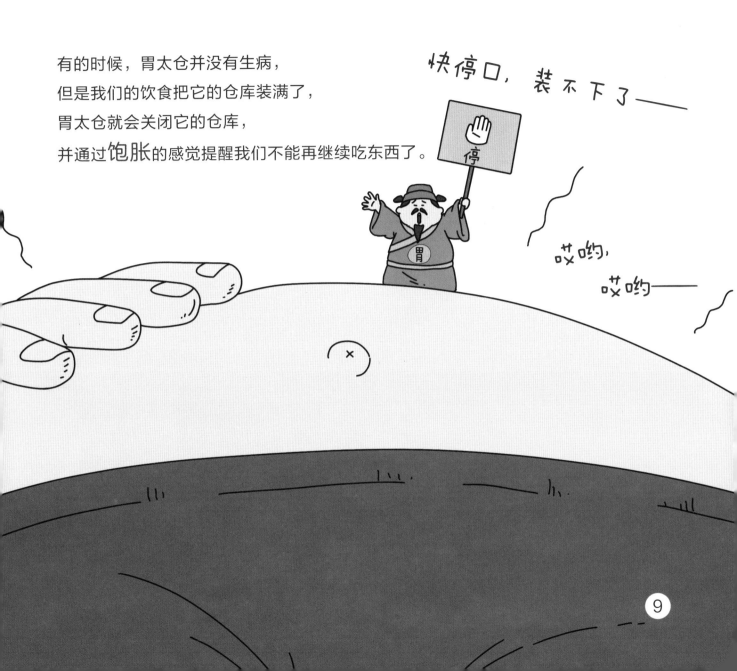

快停口，装不下了——

哎哟，

哎哟——

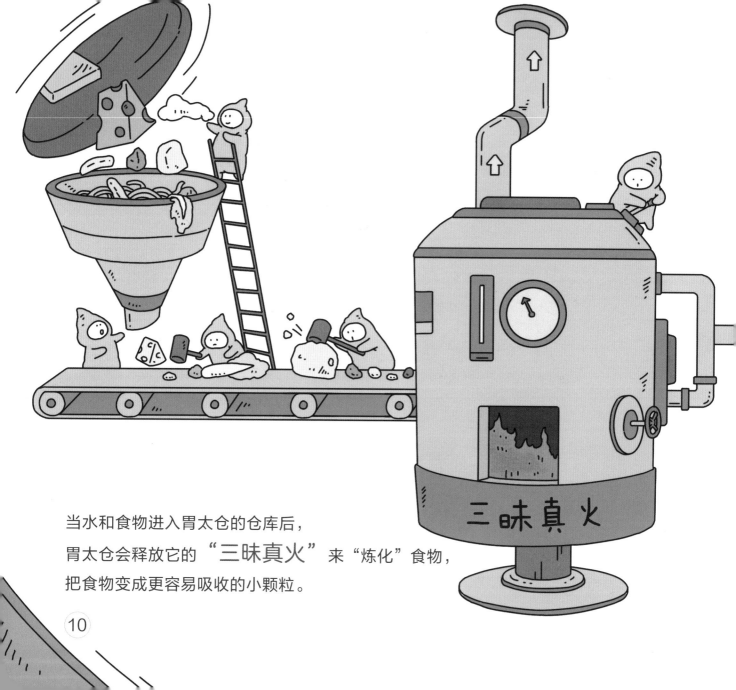

当水和食物进入胃太仓的仓库后，
胃太仓会释放它的 "三昧真火" 来 "炼化" 食物，
把食物变成更容易吸收的小颗粒。

三昧真火

胃太仓运用"三昧真火""炼化"食物的过程叫作"腐熟"。

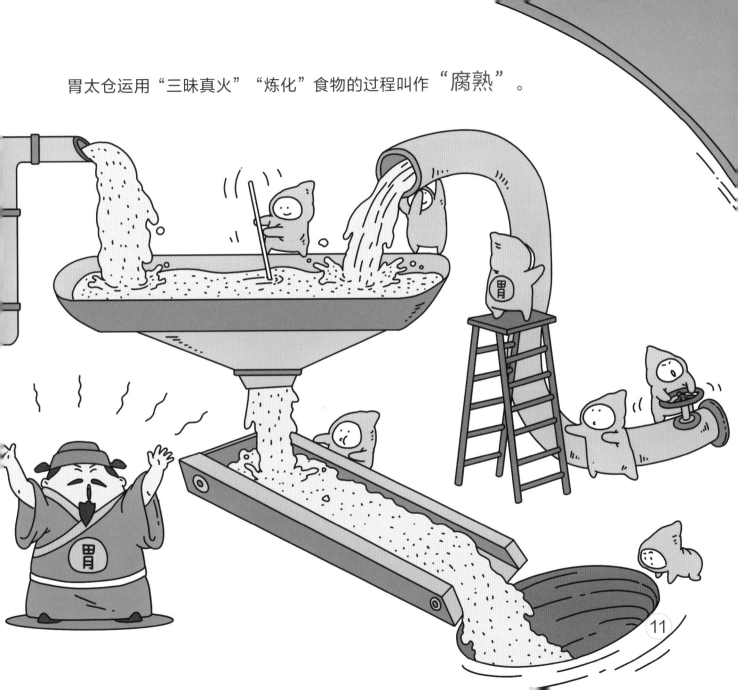

被腐熟的食物小颗粒和水混在一起，样子特别像浓稠的粥，这些粥样形态的食物叫作"食糜"。

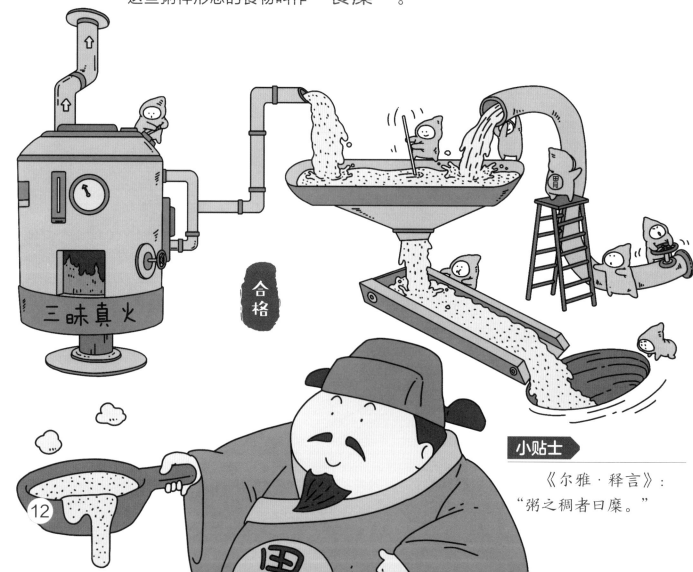

三昧真火

合格

小贴士▶

《尔雅·释言》："粥之稠者曰糜。"

如果胃太仓的"三昧真火"能量不够，
仓库里的食物就不能变成食糜，这些食物会保留它本身的样子，
随着大便排出体外，这就是"完谷不化"。

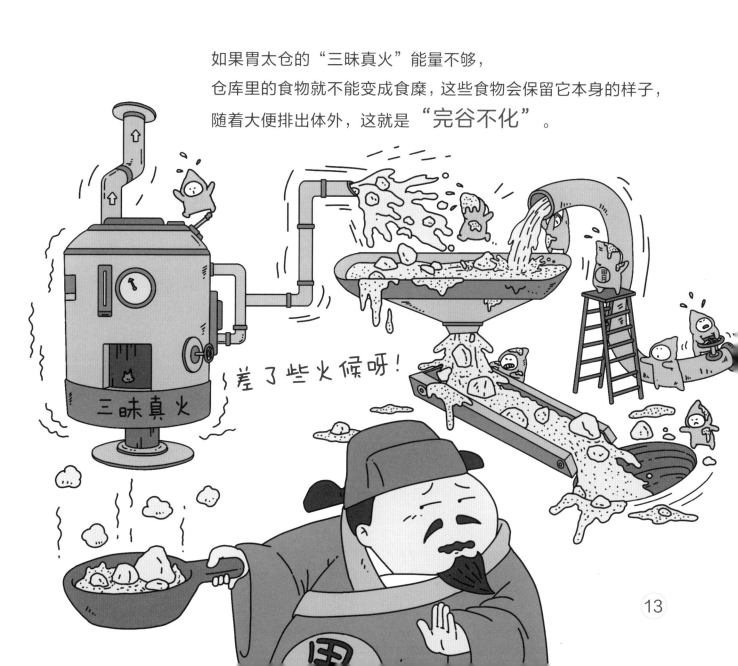

差了些火候呀！

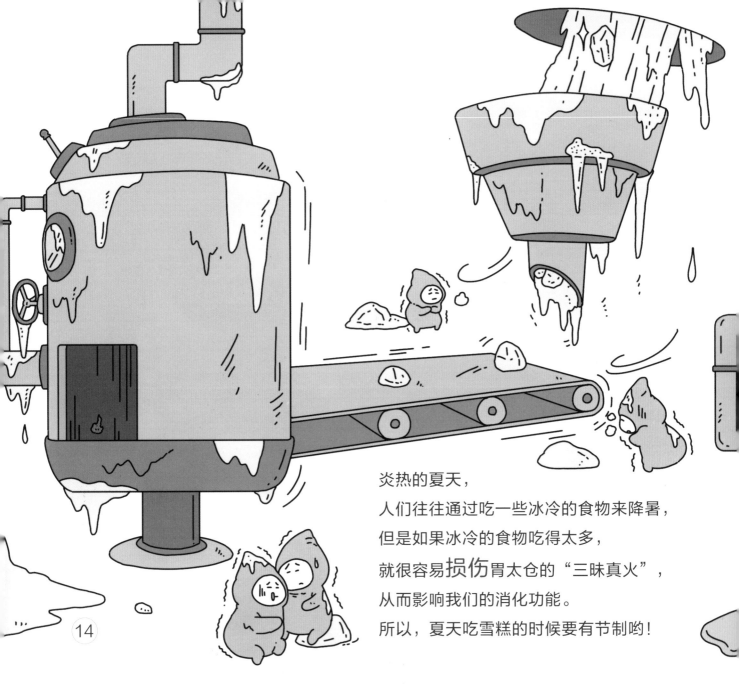

炎热的夏天，
人们往往通过吃一些冰冷的食物来降暑，
但是如果冰冷的食物吃得太多，
就很容易损伤胃太仓的"三昧真火"，
从而影响我们的消化功能。
所以，夏天吃雪糕的时候要有节制哟！

胃太仓的"三昧真火"能量太多也会出问题，
那时，仓库里的食物会很快变成食糜，
人们刚刚吃过东西很快又会感觉饥饿，
我们把这种情况叫作"消谷善饥"。

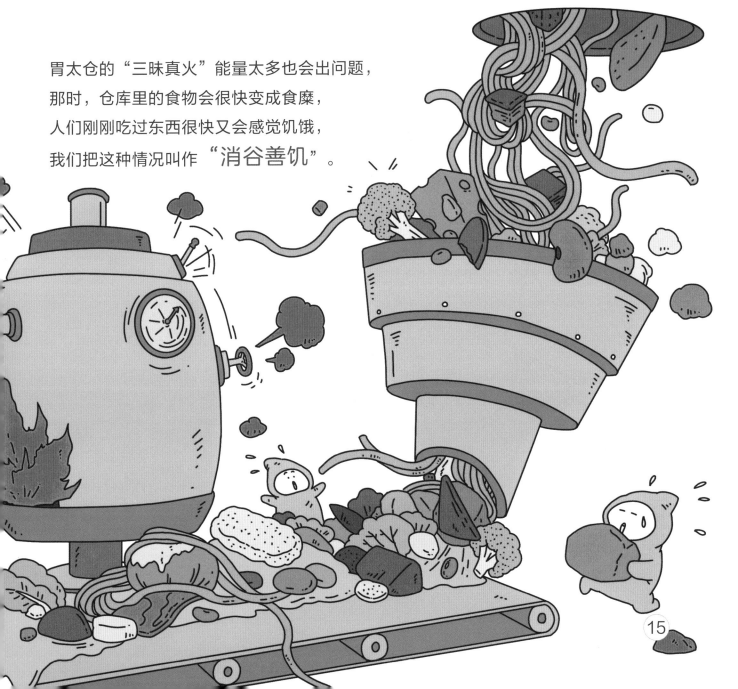

所以，一定要善待
我们的好朋友——胃太仓，
让它和我们一起健健康康成长，
这样它才能勤勤恳恳工作。

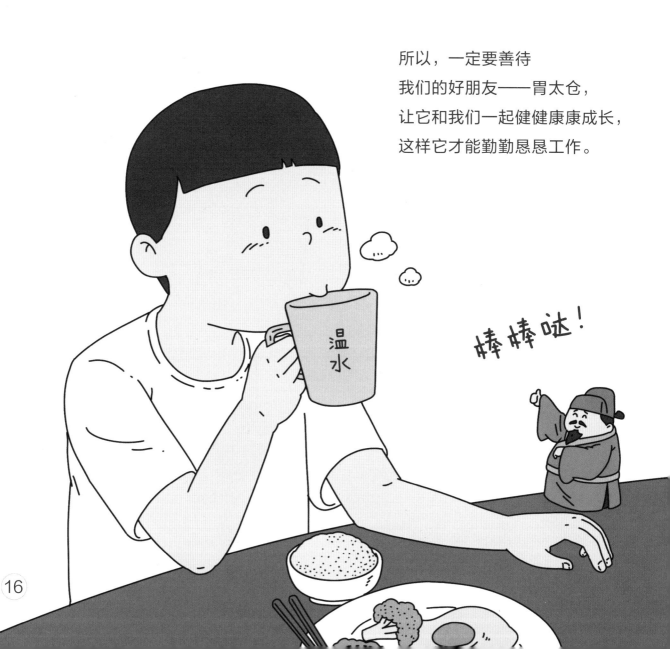

棒棒哒！

当胃太仓把食物变成食糜后，
它的工作就基本完成了，
后续食物的消化会交给脾队长。

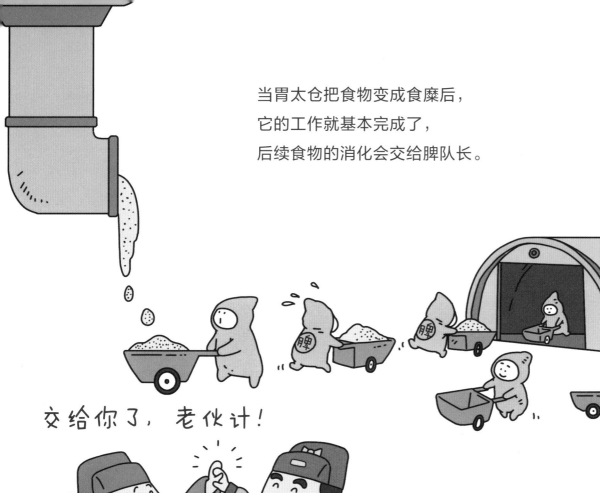

交给你了，老伙计！

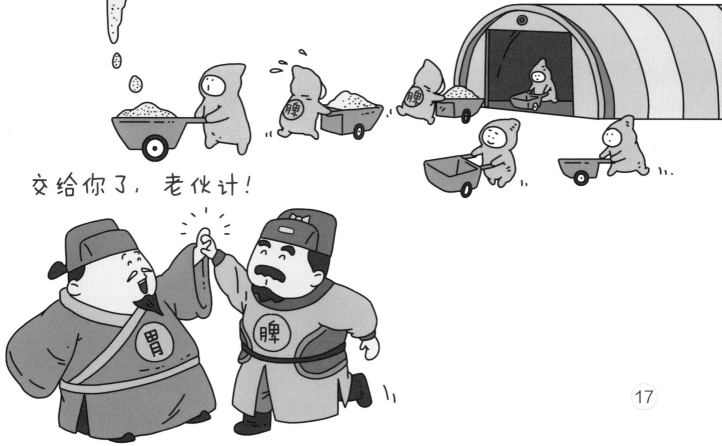

脾队长会在小肠先生的帮助下把食糜转化为
可以被我们身体直接利用的物质——气和津液。

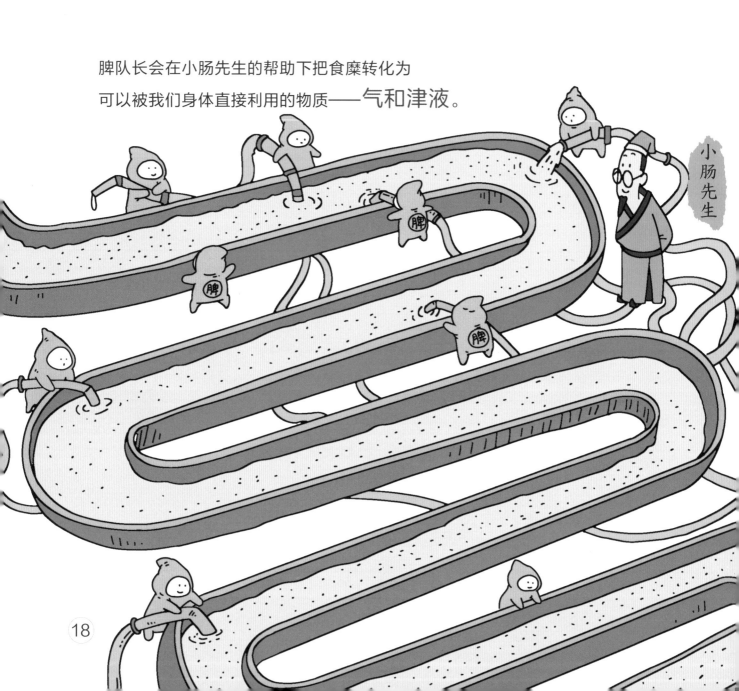

小肠先生

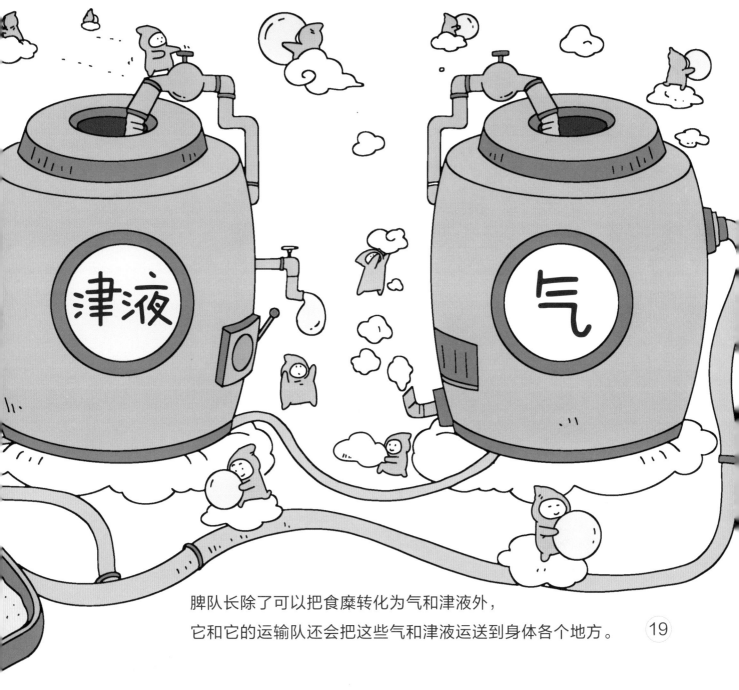

脾队长除了可以把食糜转化为气和津液外，
它和它的运输队还会把这些气和津液运送到身体各个地方。 19

有了脾队长送来的气和津液的濡养和滋润，
身体就可以充满力气，茁壮成长了。

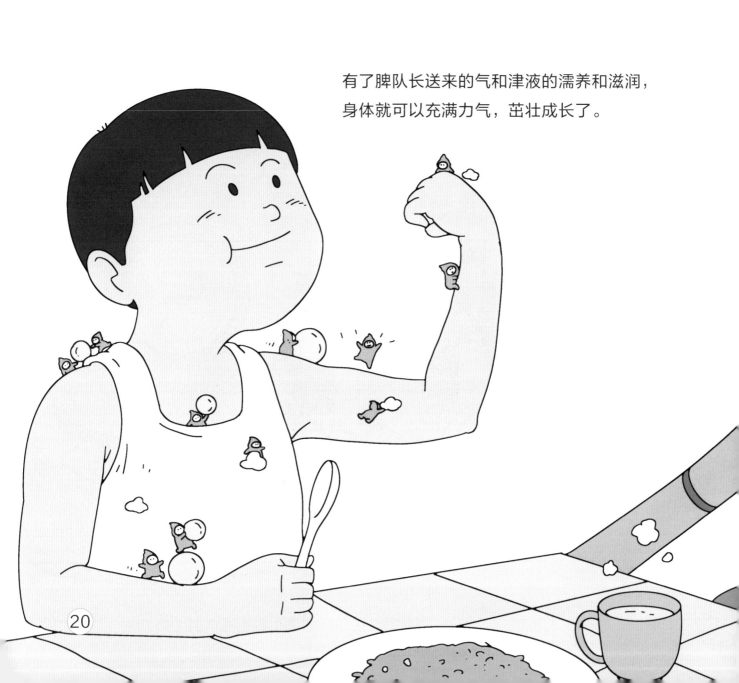

脾队长转化食糜、运输气和津液的功能有个好听的名字"运化"。

我们出生以后，身体的成长都要依靠脾队长的运化功能，

所以人们习惯称脾队长为"后天之本"。

你护我周全，我助你长大。

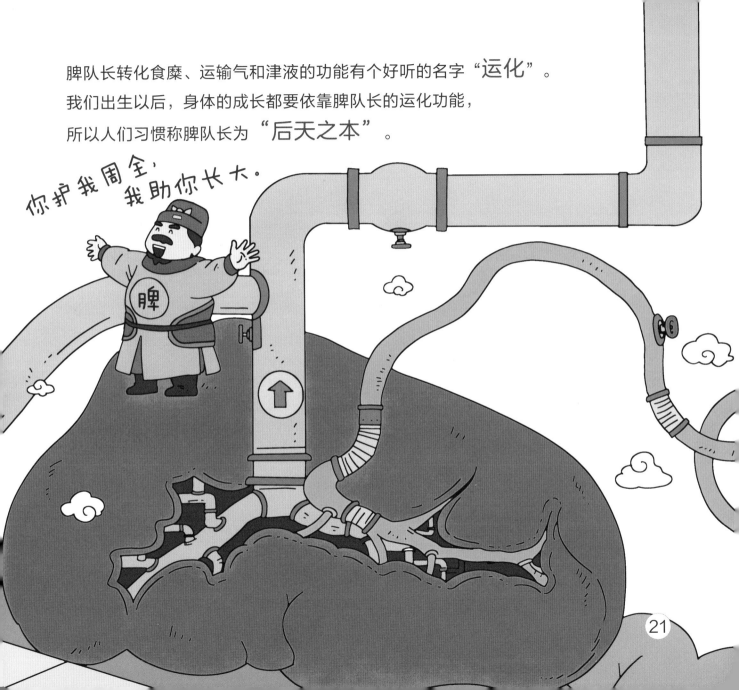

当然了，和胃太仓一样，脾队长有时也会生病。

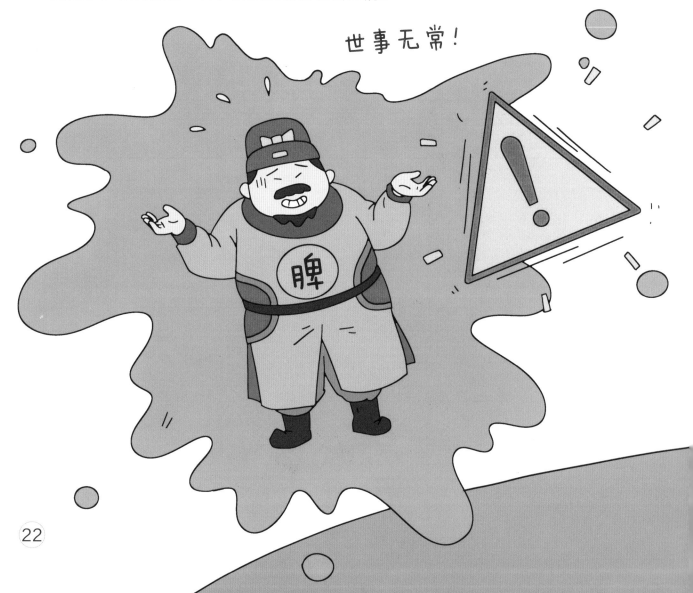

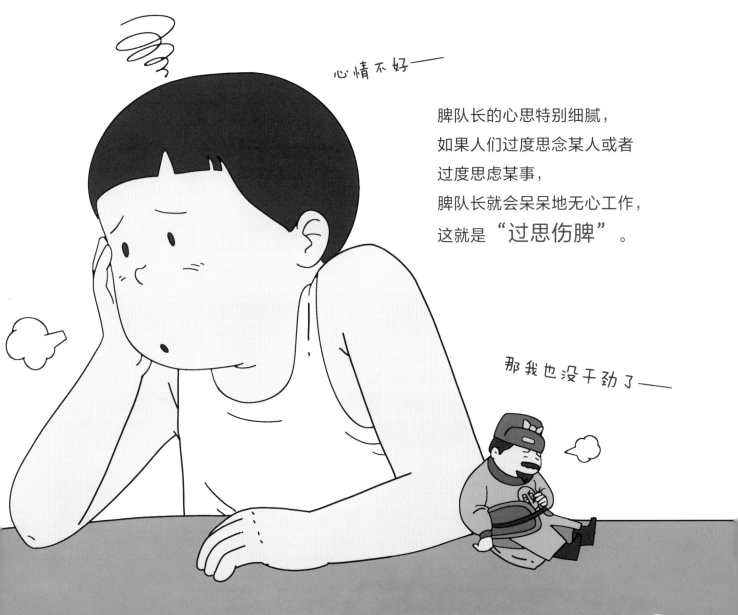

心情不好——

脾队长的心思特别细腻，
如果人们过度思念某人或者
过度思虑某事，
脾队长就会呆呆地无心工作，
这就是"过思伤脾"。

那我也没干劲了——

23

脾队长一旦生病，我们就会没有胃口。

古代大思想家曾参就出现过这样的健康问题。

曾参是谁？

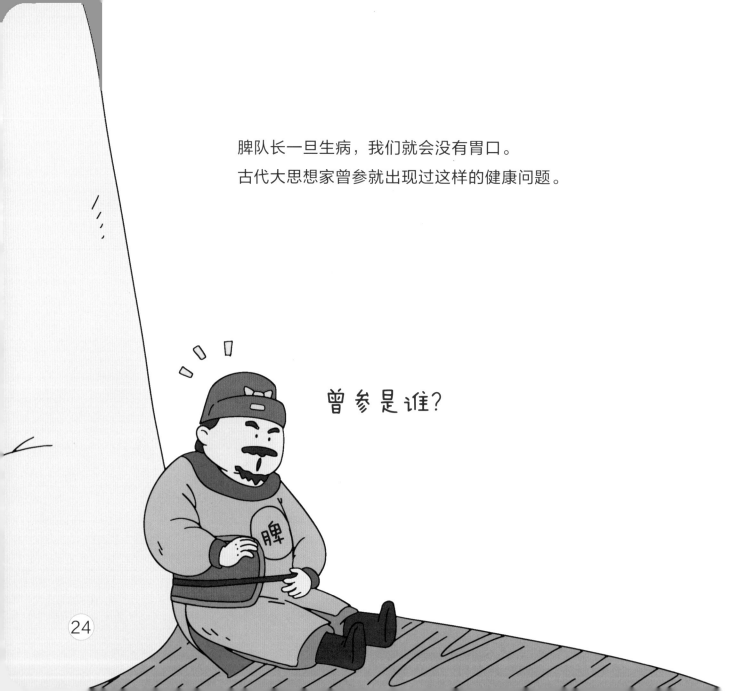

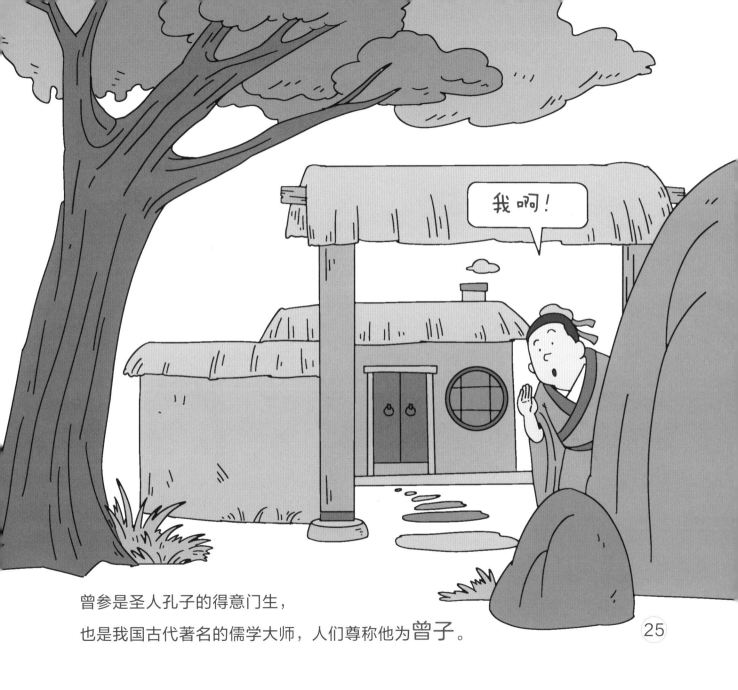

曾参是圣人孔子的得意门生，
也是我国古代著名的儒学大师，人们尊称他为曾子。

有一次，曾子的一位亲人去世了。
曾子特别思念他的亲人，
他一连**七天**都只吃很少的食物，
却依然感觉不到饥饿。

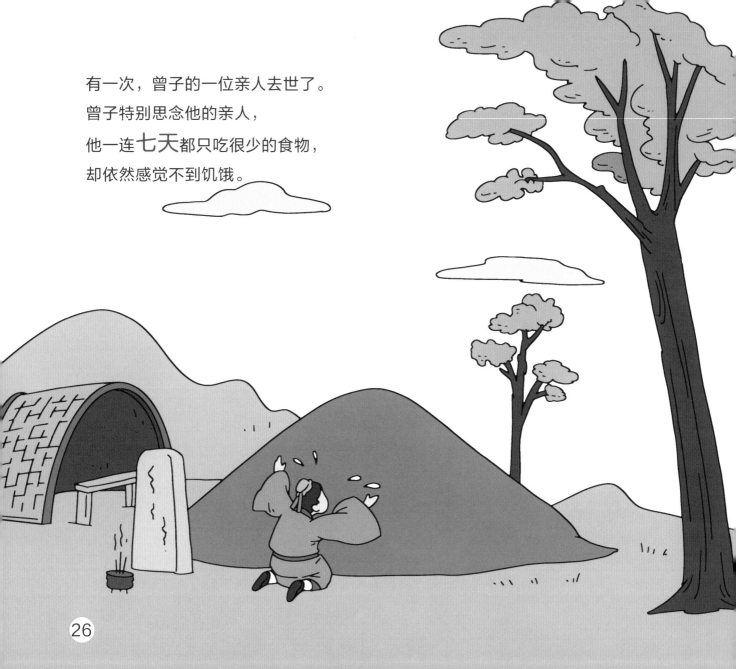

人们都很佩服曾子对亲人的情谊，
就把这个故事整理成了国学典故，
这个国学典故就是《曾子衔哀，七日不饥》。

吃那么少，
身体会不舒服吧？

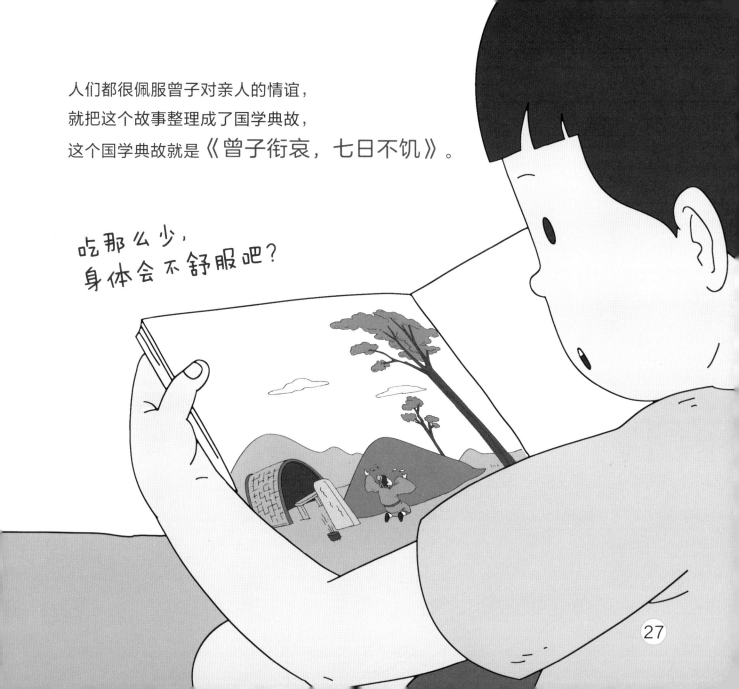

曾子对亲人的深厚情谊值得钦佩，
但是我们也要学会控制情绪，
不能因为思念过度而影响身体健康。

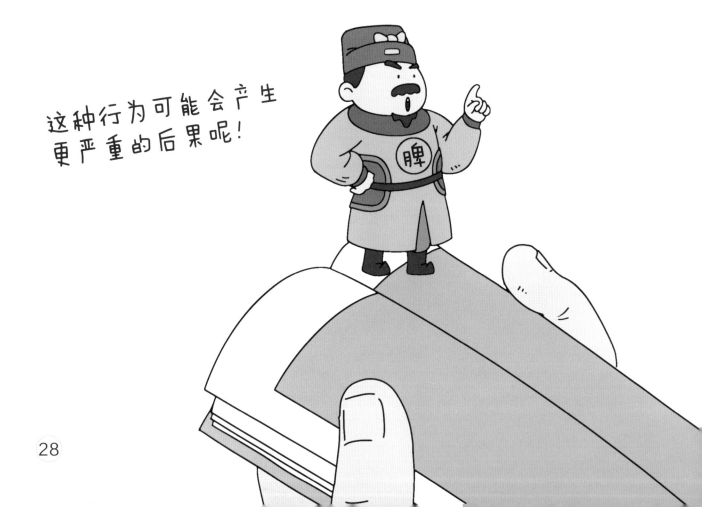

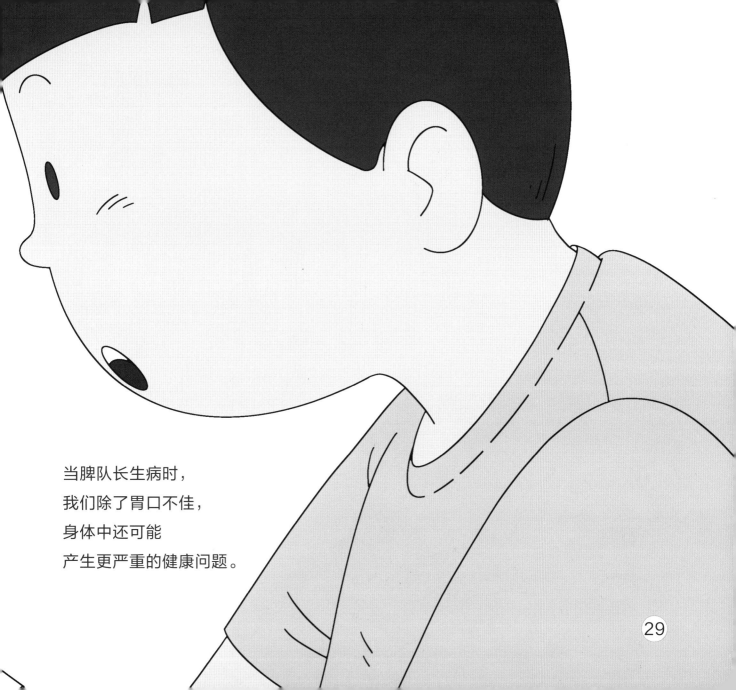

当脾队长生病时，
我们除了胃口不佳，
身体中还可能
产生更严重的健康问题。

29

失去了脾队长的运输功能，身体里的气和津液就难以到达身体需要的地方。

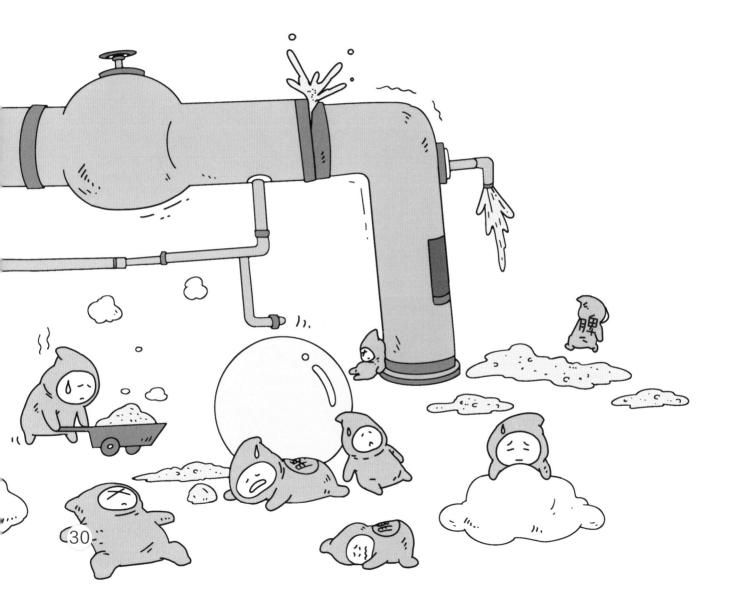

运输不走的气淤积在一起
会让我们感觉肚子胀胀的。

停滞不动的津液聚集在一起还会变成对身体有害的湿邪。

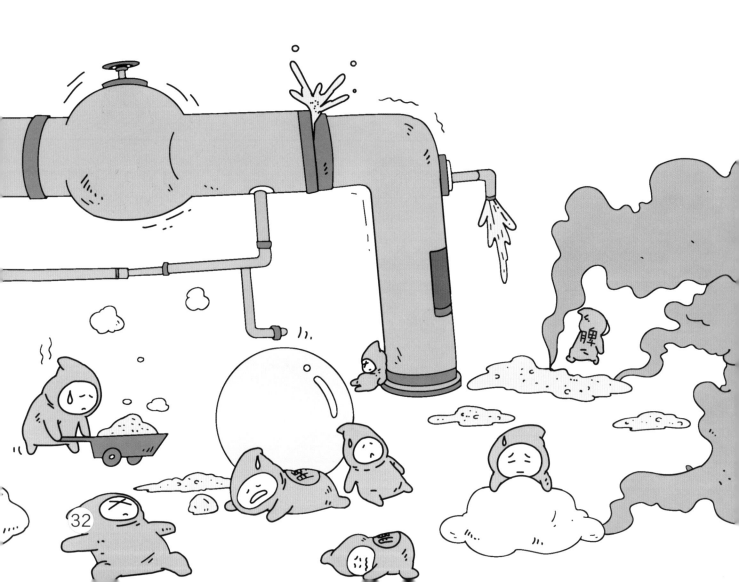

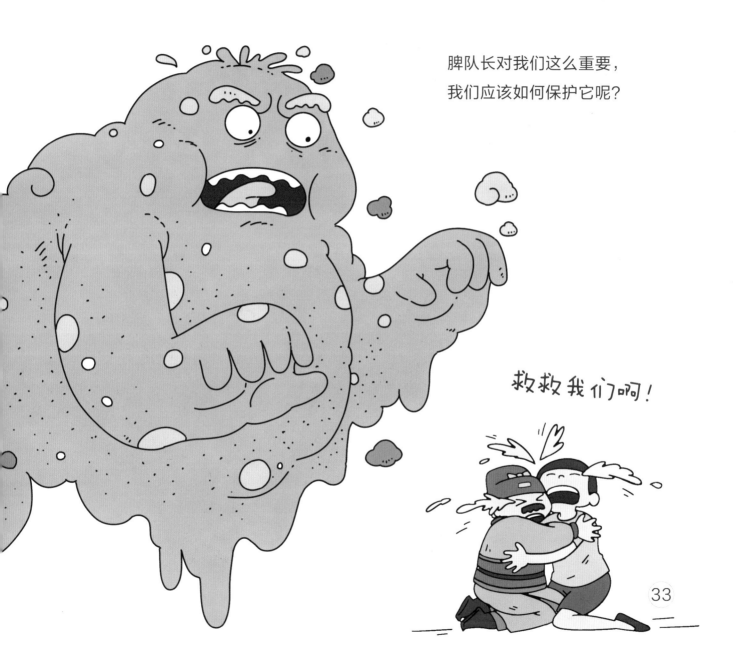

脾队长对我们这么重要，
我们应该如何保护它呢？

救救我们啊！

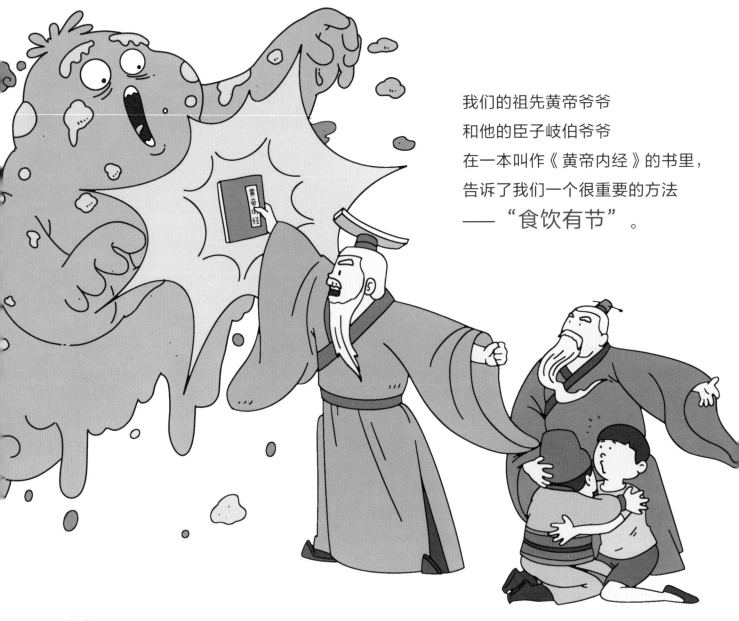

我们的祖先黄帝爷爷
和他的臣子岐伯爷爷
在一本叫作《黄帝内经》的书里，
告诉了我们一个很重要的方法
——"食饮有节"。

"食饮有节"首先要求我们饮食有规律，
每日定时用餐，这样脾队长的工作才能有序进行。

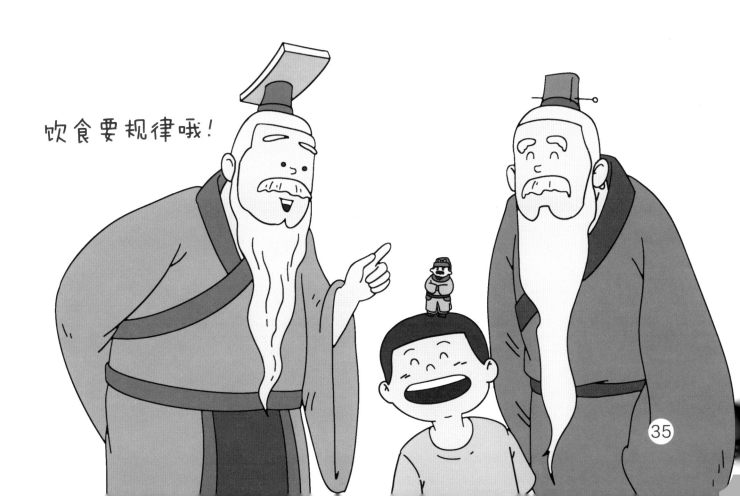

饮食要规律哦！

"食饮有节"还要求我们饮食有节制，
遇到不爱吃的食物不能挑食不吃，
遇到爱吃的食物也不能一次吃太多。
这样才能不给脾队长造成过大的工作负担。

营养要均衡！

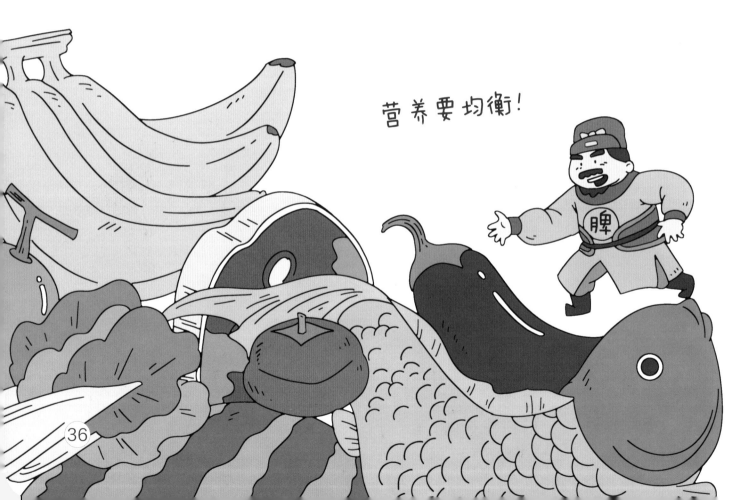

小朋友如果不小心吃了太多食物而引起肚子胀满不适，
可以通过消食除滞操来缓解这个症状。

自不量力啊！

消食除滞操还有一个好听的名字叫作"仙人揉腹法"。

做操时需要小朋友先仰卧，放松身体，

然后将左手按住腹部，

使手心对着肚脐，再将右手叠放在左手手背上。

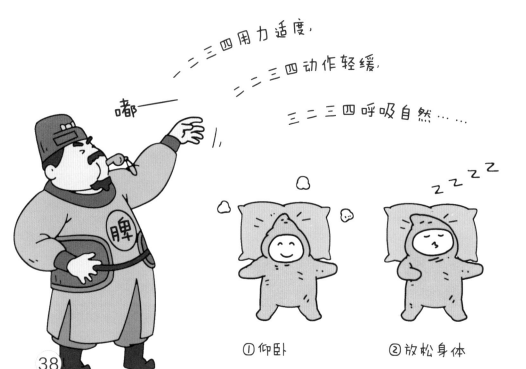

嘟——

一二三四用力适度，

二二三四动作轻缓，

三二三四呼吸自然……

①仰卧

②放松身体

③左手按住腹部，手心对着肚脐

先按顺时针方向**绕脐揉腹** 5 ~ 10 分钟，
再按逆时针方向绕脐揉腹 5 ~ 10 分钟。

懂了！

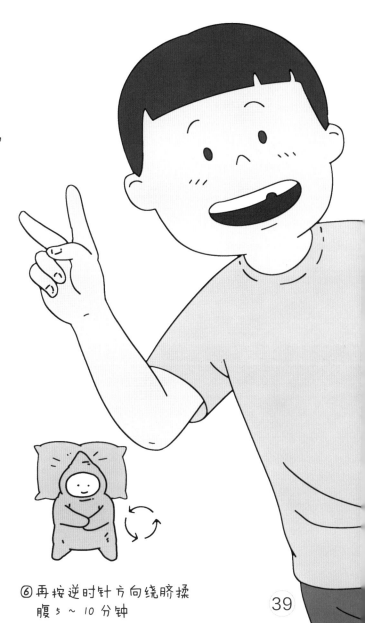

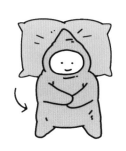

④右手叠放在左手
手背上

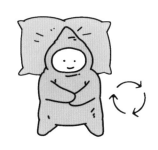

⑤先按顺时针方向绕脐
揉腹 5 ~ 10 分钟

⑥再按逆时针方向绕脐揉
腹 5 ~ 10 分钟

图书在版编目（ＣＩＰ）数据

　　脾队长和胃太仓 / 春芽著；瓦西李，李筱甜绘. —长沙：
湖南科学技术出版社，2023.11
　　（我是小中医）
　　ISBN 978-7-5710-2556-4

　　Ⅰ．①脾… Ⅱ．①春… ②瓦… ③李… Ⅲ．①中国医药学—
儿童读物 Ⅳ．①R2-49

　　中国国家版本馆 CIP 数据核字 (2023) 第 226849 号

WO SHI XIAOZHONGYI

我是小中医

PI DUIZHANG HE WEI TAICANG

**脾队长和胃太仓**

著　　者：春　芽
绘　　者：瓦西李　李筱甜
出 版 人：潘晓山
责任编辑：邹　莉　张叔琦
出版发行：湖南科学技术出版社
社　　址：长沙市芙蓉中路一段 416 号泊富国际金融中心
网　　址：http://www.hnstp.com
湖南科学技术出版社天猫旗舰店网址：
　　　　　http://hnkjcbs.tmall.com
邮购联系：0731-84375808
印　　刷：湖南省众鑫印务有限公司
　　　　　（印装质量问题请直接与本厂联系）
厂　　址：长沙县榔梨街道梨江大道 20 号
邮　　编：410100
版　　次：2023 年 11 月第 1 版
印　　次：2023 年 11 月第 1 次印刷
开　　本：889mm×600mm　1/12
印　　张：3$\frac{1}{3}$
字　　数：24 千字
书　　号：ISBN 978-7-5710-2556-4
定　　价：26.00 元